AF586901

A CEUX QUI SOUFFRENT !

—

LE MÉDECIN

AU PILORI DE LA CRITIQUE

—

RIONS DU MÉDECIN

PAR

M. Georges MONBET

Médecin-Spécialiste

3, rue Bayard, 3

TOULOUSE

TYPOGRAPHIE DE BONNAL ET GIBRAC

Rue Saint-Rome, 44

—

1878

A CEUX QUI SOUFFRENT !

—

LE MÉDECIN AU PILORI DE LA CRITIQUE

—

RIONS DU MÉDECIN

PAR

M. Georges MONBET
Médecin-Spécialiste
3, rue Bayard, 3

TOULOUSE
TYPOGRAPHIE DE BONNAL ET GIBRAC
Rue Saint-Rome, 44
—
1878

LE MÉDECIN

AU PILORI DE LA CRITIQUE

Nous entendons tous les jours débiter autour de nous les railleries les plus amères à l'endroit de la Médecine, et il n'est pas d'ironie fine ou plate, dont le Médecin ne soit à son tour honoré et mordu cruellement jusqu'au sang !

En vérité, je ne sache pas de profession plus en butte que la nôtre aux quolibets de la foule, et ici peu de dissidents, car de suite la galerie fait chorus et nous traîne impitoyablement aux gémonies !

Êtes-vous malade et parlez-vous de mander un Médecin ? Il se trouvera de suite auprès de vous, n'en doutez pas, quelque esprit fort qui clignant malicieusement les yeux, vous dira : Un médecin ! Y songez-vous ! Ce sont tous des charlatans..., des ignorants... et des farceurs... Est-ce que jamais ils s'accordent entre eux ?... L'un dit : Oui. L'autre dit : Non. Saignez, dit le premier. Gardez-vous-en bien, répond un second. Celui-ci prescrit l'émétique ; celui-là défend absolument de faire vomir, et ne tolère que l'eau gommée.

La perplexité du malade en présence de pareilles divergences, doit être nécessairement fort grande, et sa confiance, on le conçoit, sérieusement ébranlée ; mais où elle achève entièrement de se perdre, c'est quand notre homme ajoute à voix basse dans un gros rire satisfait, et d'un petit air vainqueur : « Ce qui prouve bien que les Médecins n'entendent rien à rien, c'est qu'ils ne peuvent eux-mêmes se sauver ! »

Cette fois, la cause est bien entendue, et définitivement gagnée.

Cependant, peu à peu autour du malade, s'est formé un cercle de curieux, d'oisifs et de capables.

Un nouveau personnage prend à son tour la

parole : Pour moi, dit-il, ma conviction est faite : toutes les maladies viennent des humeurs... Ce sont elles qui corrompent et empoisonnent le sang !... Il faut donc purger, rincer la bouteille et écurer le chaudron ; tout est là ! et je ne connais qu'un remède qui atteigne ce but : *le remède Leroy* !

Très-bien dit, reprend aussitôt un nouvel interlocuteur, mais en fait d'humeurs, ce sont surtout les glaires qui jouent le plus grand rôle... Nous mourons tous étouffés !... Heureusement que nous avons *l'Elixir de Guillié.*

C'est cela ! c'est cela ! s'empresse d'ajouter une rouge et épaisse commère : c'est le sang mêlé avec les nerfs, et la bile, qui sont la source de tous nos maux !...

Je ne dis pas non, se met à geindre un individu sec comme une lanterne, mais moi, quand je suis malade, je n'ai qu'à suer.

Messieurs, dit alors avec emphase un savant en *us*, portant bésicles, col crasseux, et sous le bras le Journal..... pas si bête d'en nommer un ! mettez celui que vous voudrez :

Memento homo quia vermis es..., etc.

Oui, Messieurs, nous mourons tous dévorés

par la vermine, Raspail l'a prouvé : hors le camphre et l'aloès, pas de salut !

Bah ! bah ! des bêtises que tout ça ! termine un gros individu au col de taureau et apoplectique, à la figure enluminée et lie de vin, tout ici-bas est faiblesse, — soit dit sans calembour —, le siècle est à la consomption, à l'étiolement, à l'anémie !... Mangez-moi de bonnes tranches de roastbeef et buvez sec...

Et le malade ! que deviendra-t-il au milieu de ce chassé-croisé, et sous ce feu d'artifice de paroles ? Et cependant !... Et voilà précisément pourquoi, ami lecteur, nous venons à notre tour, et sommes en train de noircir du papier.

TOUT LE MONDE MÉDECIN... C'EST CHOSE SI FACILE !

Du moment que, mis en présence d'un malade, le premier venu peut donner un conseil, la pratique de la médecine doit nécessairement être chose fort aisée. Et de fait, tout le monde est médecin ; et Godelle, au service d'Alphonse d'Este, duc de Ferrare, en fit le pari contre son maître, et l'a, ma foi, parfaitement gagné.

Détrompez-vous cependant. Vous faites de la médecine une Messaline prodiguant indifféremment ses sourires, et toujours prête à se prostituer aux mains du premier venu... C'est au contraire une grande dame, avare de ses faveurs, ne permettant qu'à quelques rares privilégiés de s'élever jusqu'à elle, et d'aller pontifier dans le temple des Elus !

Le Médecin sera donc plutôt chose rare entre toutes, et, vous nous croirez aisément, lorsque nous vous aurons dit qu'à côté d'une vocation franchement décidée, celui qui voudra embrasser l'art à la fois si difficile et si pénible de guérir, devra apporter de plus, des qualités maîtresses et absolues, telles que : l'intelligence, l'étude, l'observation, la patience, le dévouement.

Et même, tout n'est pas là. Essayez à présent la solidité de la lame, et voyez si elle est assez finement trempée..., si, en un mot, vous êtes doué de ce qu'on appelle : un Tempérament ! Vous dites : Oui. — C'est bien ! Passez.

Or, désormais, dites adieu à tout, adieu bien

triste en vérité, car vous allez, vivant, descendre dans la tombe, et quelle tombe !

Allons, pas d'hésitations, pas de défaillance, vous n'en avez plus le droit à cette heure... la porte est ouverte : Entrez. Ici, nous sommes à

L'Amphithéâtre !

Découvrez-vous et saluez ! Nous sommes dans le temple du Deuil.

Avancez d'un pas assuré au milieu de ces lieux désolés et mornes, et sachez vous défendre de tout sentiment de terreur et de dégoût.

Approchez-vous résolus de cette longue file de tables de marbre toutes ruisselantes de sang!...; encore plus près... Accoudez-vous sur la pierre glacée, et penchez vos fronts au-dessus de ces cadavres bleuis, qui sont étendus là, attendant le scalpel!

Allons, fouillez dans ces chairs, interrogez un à un, à satiété et jusqu'à décomposition, ces muscles, ces veines, ces artères, ces nerfs et ces viscères... Cherchez à arracher à la mort le secret de la vie...

Et puis, pour vous reposer de ces sombres et écœurants tableaux, allez vous enfermer dans :

Les Hospices !

Vivez au milieu des plaies les plus repoussantes et les plus hideuses..., touchez-les, et respirez-en l'air embrasé et infect..., assistez au concert d'imprécations poussées par les malades que la souffrance égare..., voyez à chaque instant les scènes les plus déchirantes se dérouler sous vos yeux, et regardez passer, marchant dans le silence, ces êtres découragés et pâles, qui s'en vont, l'œil fixé vers la nuit du tombeau.

Ici, c'est un vieillard qui, après une vie de lutte et de misère, vient tristement échouer sur un grabat d'hôpital, et qui, à son heure dernière, ne trouve ni la main d'un ami, ni le dernier baiser de ses enfants !...

Plus loin, est couché un beau jeune homme, hier encore exhubérant de santé, et la bouche pleine de chants joyeux, c'était un maçon. Il a suffi d'un moment de vertige, d'une planche mal échafaudée, et il a fait une chute terrible ; et le voilà à présent, étendu, mutilé, les lèvres décolorées et muettes, et sur les yeux le sombre voile de la mort !

Ah ! ici, détournez la vue, le tableau est poignant ! Cette jeune fille qui se contemple dans un éclat de miroir, avec la même complaisance que pourrait le faire une duchesse dans son élégante psyché — compte à peine quinze printemps ! Voyez comme elle sourit .. Elle se trouve sans doute belle... L'œil en effet brille étonnamment, et la joue paraît en feu !

Ah ! pourquoi se détourne-t-elle tout-à-coup? Qu'a-t-elle donc aperçu soudain ? D'où vient ce cri étouffé qui semble exhalé par une poitrine qui se déchire?... Elle a porté un mouchoir à sa bouche, et ses lèvres se frangent de sang... Nous comprenons à présent, et involontairement nous pensons à Mürger, et au *Manchon de Francine*.

Elle aussi, la malheureuse, elle parle d'avenir !.. L'avenir ! pauvre enfant ! il n'en est plus pour toi, car la science ici est impuissante, et le Médecin, en passant, a hoché tristement la tête, et a dit que tu serais morte demain !...

Affreux ! n'est-ce pas ?

Vous vous éloignez attristés, brisés, et vos regards vont précisément tomber sur une autre jeune femme, morte ! celle-là .. une mère de vingt ans !...

Voyez comme elle est raidie... comme ses mains sont crispées !... L'agonie a été terrible, car elle ne voulait pas mourir... Elle avait un fils !...

Voyez cette dernière larme d'amour et de désespoir qui est venue perler sous sa paupière, et qui s'y est figée... Et voyez aussi cet enfant qu'on emporte... C'était le sien, et il sourit ! Cet enfant qui sourit à sa mère morte, je ne connais rien de plus navrant et de plus horrible à la fois !

Eh bien ! au milieu de ces gémissements, de ces tortures et de ces blasphèmes, vous apprendrez à rester impassibles, et à vous faire un cœur de granit. Vous resterez sourd à toutes les douleurs, à tous les déchirements, à tous les sanglots, et vous vous épuiserez en de longues nuits de veilles, debout au chevet du lit des malades, cherchant à surprendre comment s'exhale leur dernier souffle, et à sonder l'effrayant mystère qui est au fond de l'agonie!

Cette longue tirade déclamatoire et de sensiblerie à l'endroit de la médecine, n'est pas une œuvre de pure fantaisie, et écrite absolument dans l'unique plaisir de s'échauffer la bile, et de broyer du noir.

C'est un faible plaidoyer, cherchant à établir les qualités vraiment exceptionnelles, que doit posséder tout futur disciple d'Esculape, et de ce qu'il faut d'abnégation, de renoncement et d'indomptable énergie, pour arriver à faire un médecin.

Ah! croyez-le, celui-là est un bien rude joûteur, qui descend bardé dans cette sombre arène, où se livre à toute heure, ce combat terrible et sans merci, entre la santé et la maladie, entre la vie et la mort!

RIONS DU MÉDECIN!

Une des principales causes d'incrédulité touchant la Médecine, c'est la multiplicité des systèmes qui l'encombrent, et la rendent de tous points inintelligible.

Les disputes d'école, les continuelles scissions entre adeptes, sont bien faites, ma foi! pour jeter le trouble et semer le doute dans les esprits.

On ne sait plus au juste que penser de l'art médical, de ses pontifes et de ses maîtres ; on en arrive à se demander anxieusement, ce qu'il peut y avoir de vrai ou de faux, dans le *vis naturæ medicatrix* d'Hippocrate, et la médecine expectante, et comme antagonisme, la médecine perturbatrice.

On se demande toujours, si c'est en se gorgeant de médicaments, et dans l'usage effréné des préparations galéniques, que nous trouverons le salut ? ou bien si, au contraire, nous le rencontrerons dans le nihilisme, soit, si vous le voulez, dans les globules anodins, et les dilutions inoffensives, du réformateur ? Hannemann.

La vérité serait-elle plutôt de se réconforter avec Brown, ou, contrairement, de s'exténuer avec Broussais ?

Y a-t-il quelque profit à s'indigérer d'eau

avec Priesnitz, à se montrer fanatique de la chaise percée, et à tendre périodiquement son bras à la lancette, en vue de conjurer un mal dont nous serions fatalement menacés ?

Récamier avec ses boutades, ses bizarreries et ses violences, fut-il simplement un excentrique ? Mesmer, avec ses passes et son baquet, un imposteur ? Puységur et son arbre, du même acabit ? De Burcq, un amateur de ferronnerie ? Raspail, un marchand de camphre ? Et l'ex-zouave Jacob, fameux un moment comme guérisseur, un illuminé, un arlequin, ou un dangereux pick-pocket ?

Poursuivre plus avant un pareil sujet, le creuser plus profondément, serait dépasser les proportions d'un simple opuscule, et oublier que nous écrivons absolument pour le public, et non pour des initiés. — Aussi, devons-nous bien à regret, nous borner.

. . . .

Eh bien ! lecteur, *le Médecin* sera cet homme qui, dans cet immense Malstroëm d'œuvres si diverses, de procédés si opposés, saura rester étranger à toute passion, et se défendre également contre un enthousiasme irréfléchi et un pessimisme hors de raison.

Ce sera cet homme qui, amoureux de la vérité, cherche à la débarrasser de ce qu'elle peut avoir parfois d'excessif, mais qui, l'ayant une fois reconnue, ne craint pas après d'aller la prendre où elle est.

Ce sera cet homme qui, affectueux et bon, — la bonté ! cette moitié du génie du médecin, comme on l'a écrit, — sera pour vous un guide sûr, et un ami éprouvé.

Pionnier éclairé, vous le trouverez à l'heure du danger s'efforçant de vous tracer la voie, et nautonier expérimenté, vous pourrez voguer avec lui, confiant et tranquille, sur la mer houleuse et courroucée...

Sa prudence et son habileté vous aideront à tourner tous les écueils, et, si après vous avoir défendu avec acharnement et désespoir, vous échappez à son aile tutélaire, et allez tristement échouer et vous briser sur les rescifs, c'est que le torrent qui vous a emporté ne pouvait être maîtrisé par une puissance humaine, et que Dieu, cette fois, ne le voulait pas !...

. . . .

Et maintenant, raillez le Médecin tant qu'il

vous plaira!... niez-le, et *riez-en* bien fort!... Mais prenez garde à votre imprudence, car, ne l'oubliez pas : Rien n'est plus près de la joie que la douleur... du rêve que la réalité... du **Rire** que les **Larmes**!!!

---

www.ingramcontent.com/pod-product-compliance
Lightning Source LLC
LaVergne TN
LVHW052032160826
845678LV00003B/1292

* 9 7 8 2 3 2 9 6 3 7 4 8 8 *